TRAITEMENT

DU CHOLÉRA-MORBUS,

Par le Docteur **SCHACKEN**,

CHIRURGIEN DE L'EX VIEILLE GARDE IMPÉRIALE,
CHIRURGIEN-MAJOR DE LA GARDE NATIONALE DE NANCY,
MÉDECIN DE L'HÔPITAL DES CHOLÉRIQUES.

SECONDE ÉDITION,
Revue et augmentée de nouvelles Observations de l'auteur.

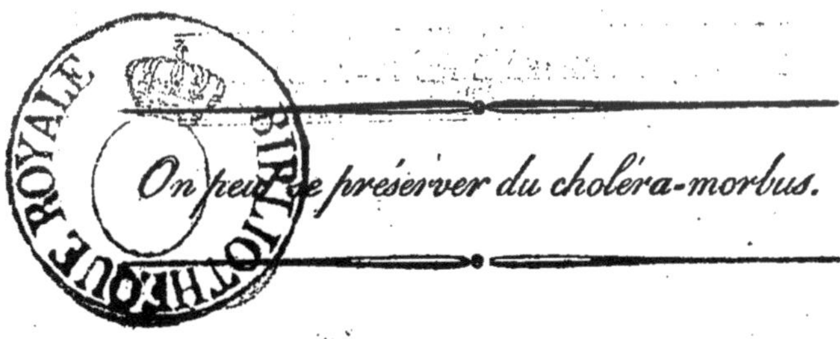

On peut se préserver du choléra-morbus.

A NANCY,
L. Vincenot, rue des Dominicains, n° 14, et chez tous les Libraires.

A
Strasbourg, chez Levrault, Imprimeur-Libraire.
Metz, chez M.me veuve Devilly, Libraire.
Lunéville, chez Creusat, Libraire.
———— M.lle Wacter, Libraire.
Pont-a-Mousson, chez M.me Reners, Libraire.
Sarrebourg, chez Gabriel, Imprimeur-Libraire.
Vic, chez Méjeat, Libraire.
Dieuze, chez Vernier, Libraire.
Épinal, chez M.me Jouve, Libraire.
Neufchateau, chez Baugolin, Imprimeur-Libraire.

NANCY, IMPRIMERIE DE F.-A. BACHOT.

SUPPLÉMENT

A LA PREMIÈRE ÉDITION.

Depuis la publication de cette Notice, dont la première édition est épuisée, j'ai eu de nouveau l'occasion d'observer le choléra sous toutes ses formes, et sous l'influence de divers traitemens. Presque tous les médecins qui ont soigné des cholériques, à Nancy et dans les communes de l'arrondissement, ont eu recours aux anti-phlogistiques, aidés des révulsifs et de faibles doses d'opium. Aucun d'eux n'a renoncé à ce traitement. Bien persuadé qu'il est le seul réellement efficace, chacun l'a adopté pour base de sa méthode, et l'a modifié, ou plutôt l'a approprié aux individus sans le dénaturer. Ce traitement, qui, comme je l'ai dit, nous est venu du Val-de-Grâce, a aussi été appliqué dans tous les départemens, et Paris même est aujourd'hui sous son influence, malgré les clameurs intéressées d'une opposition mourante.

Cette généralité de sentimens n'est cependant pas telle que la médecine stimulante ait été complètement abandonnée par tous les médecins. Une thérapeutique oscillatoire est aussi le refuge de quelques praticiens sans méthode fixe ; ils saignent, ils stimulent, ils émétisent, ils adoucissent, et la nature fait ce qu'elle peut. Cette médication est un peu moins nuisible que l'administration exclusive des stimulans, puisqu'elle en atténue les mauvais effets dans les cas où ils n'ont pas conduit promptement le malade à la mort. Mais pour être moins nuisible elle n'est point innocente, elle rend toujours la guérison moins certaine, quelquefois elle la rend impossible, et dans les cas où elle ne peut l'empêcher elle la retarde.

J'en appelle aux médecins observateurs ; qu'ils examinent le cholérique auquel on vient de donner des stimulans, ils verront toujours son état s'aggraver et ses souffrances devenir plus vives. Si le cas, de sa nature, est mortel, l'agonie du cholérique stimulé est uné tat horrible, tandis que celle du cholérique traité par la méthode anti-phlogistique est paisible ou du moins supportable.

Les stimulans de toute nature, administrés à l'intérieur, doivent donc être sévèrement proscrits. Que l'on se garde bien de croire aux cures merveilleuses qu'on leur attribue. Depuis la plus légère infusion théiforme jusqu'aux alcooliques, ils sont nuisibles, tant que le choléra existe. Il serait trop long de les énumérer tous, mais je signalerai comme devant être rejetés ceux auxquels on a accordé le plus de vogue. Ce sont : les boissons chaudes et adoucissantes, elles sont nuisibles, à cause du calorique; si dans quelques cas on se permet de donner une infusion de tilleul, de fleurs d'oranger, de mélisse, on doit en observer l'effet et la donner plutôt froide que chaude; toutes les boissons prises en quantité au-dessus d'une cuillerée à café, pendant le temps que dure le vomissement; l'éther, l'ammoniaque, les préparations de quinquina, l'opium à haute dose, le vin chaud, le punch, l'eau-de-vie, et bien d'autres substances excitantes; je signalerai aussi comme éminemment nuisibles les purgatifs et les vomitifs. L'ipécacuanha est celui de ces médicamens dont on a le plus abusé, sans en avoir jamais retiré aucun avantage; dans tous les cas il produit une douleur insupportable à l'épigastre. Qui eut jamais pu croire que dans une maladie où on ne vomit que trop, on aurait songé à faire vomir. Quelques médecins ont pensé qu'en produisant un vomissement artificiel, ils arrêteraient celui qui existait; mais pourquoi arrêter ce vomissement, et surtout en courant le danger de faire périr le malade par une violente inflammation ou par une congestion. Lorsque le vomissement n'est plus qu'un état d'irritation de l'estomac, sans trop de matière à évacuer, de légères doses d'opium émoussent la sensibilité et peu à peu il s'arrête. Ce n'est pas là le cas de donner cette fameuse potion anti-émétique qui n'a jamais été bonne à rien; après l'avoir prise les cholériques se plaignent d'une ardeur insupportable, qu'ils comparent à un charbon ardent qui les brûlerait à la gorge et à l'estomac. Je n'en finirais pas si j'entrais dans les détails qui concernent les mauvais effets des stimulans.

Faut-il ici parler de ces spécifiques tant vantés et au moyen desquels on arrache un morceau de pain aux malheureux? De bonne foi, l'honnête homme qui aurait découvert un secret à l'aide duquel il pourrait arracher ses semblables à la mort, en ferait-il un objet de spéculation? Puisqu'en telle circonstance on ne peut être honnête homme et faire une spéculation, comment se fait-il donc que ces vils charlatans brévetés, autorisés ou non, inspirent de la confiance au peuple qui les méprise? comment se fait-il qu'à Paris de la limonade sulfurique ait fait la fortune d'un de ces avides spéculateurs? et qu'à Nancy, un peu d'eau-de-vie de marc et de l'eau ait produit le même effet. Si l'autorité locale a dû d'abord prudemment fermer les yeux, elle doit ensuite venger la société de ce genre d'escroquerie en poursuivant les coupables. L'insignifiance du remède n'est point une excuse, il y a abus de confiance, et cet abus a détourné plus d'un malheureux des véritables secours qu'auraient pu lui porter les gens de l'art.

J'ai dit qu'il était facile de se préserver du choléra, qu'il fallait pour cela se faire saigner, quoiqu'en bonne santé, lorsque l'épidémie existe, ou au moins se faire appliquer des sangsues; qu'il fallait ne compter sur ce moyen préservatif que pendant un mois environ, et se faire saigner une seconde fois, ce temps écoulé ou non, à la moindre indisposition. Des milliers de faits ont depuis confirmé les heureux résultats de ce moyen préservatif. Que l'on ne s'en laisse pas imposer par les raisonnemens de quelques personnes : la plus mauvaise cause peut être plaidée avec art, mais toujours on la perd aux yeux d'un public éclairé, sinon toujours par ses lumières, au moins par son bon sens. C'est ce qui est arrivé à Nancy, et surtout dans les campagnes, où l'épidémie n'a pu sévir parcequ'on y a eu recours à la saignée. Que l'on ne craigne donc pas de s'affaiblir par une saignée copieuse, mais proportionnée aux forces de l'individu. Que l'on ne dise pas surtout qu'il faut conserver sa force pour supporter l'attaque du choléra, car ce sont précisément les plus forts qui succombent en quelques heures. A la saignée il convient de joindre les autres précautions que j'ai indiquées.

Quant au traitement, que l'on n'attende pas son médecin, au moindre dérangement du ventre il faut se mettre à la diète et se faire appliquer quinze ou vingt sangsues au creux de l'estomac, ou à l'anus si on a le flux; le médecin n'aura plus ensuite à traiter qu'un de ces degrés curables du choléra, et le meilleur traitement sera la saignée, si elle est praticable, la glace ou à son défaut l'eau froide par cuillerée, la glace, si on en a, par petits morceaux qu'il est bon d'avaler et de sucer, à peu près à volonté; lorsque le vomissement a cessé on donne la limonade ou une autre boisson adoucissante du goût du malade. Il faut stimuler fortement l'extérieur par les vésicatoires, les sinapismes et donner un peu de laudanum à l'intérieur, mais de manière à ne pas arrêter trop vite les évacuations. Les préparations opiacées calment aussi les crampes, on peut les employer sur des cataplasmes ou dans des lavemens, mais toujours avec modération. Le liniment dont j'ai donné la formule, le bandage roulé, les sinapismes sont des moyens qui calment les crampes, qui d'ailleurs se calment d'elles-mêmes ou par les évacuations de sang.

Les frictions sont inutiles, elles tourmentent les malades. La chaleur doit être appliquée seulement aux extrémités trop froides, encore est-il vrai de dire que les cholériques meurent aussi bien chauds que froids; mais dans les nuances inférieures du choléra la chaleur appliquée au dehors est un puissant moyen de hâter la guérison ; comme préservatif elle ne doit pas être négligée, surtout pendant le règne du froid humide auquel il faut se soustraire par des habits chauds, des ceintures en laine et de bonnes couvertures pour la nuit. Une bonne pratique est celle de mettre sur le ventre une flanelle ou une ceinture pendant le sommeil, afin d'éviter le refroidissement de cette partie.

L'entrée en convalescence exige de grands soins, surtout pour les habitans des villes. Les indigestions sont souvent mortelles. Du bouillon prématurément pris a produit, à Nancy, ce résultat, que je n'avais pas observé à Velaine. Cela tient sans doute à ce que les habitans des villes portent, en grand nombre, des inflammations chroniques du tube digestif; il faut donner d'abord le bouillon de veau, de poulet, le lait coupé, puis le bouillon de bœuf, etc.

L'hôpital des cholériques de Nancy, dont je partage le service en chef avec mon confrère Roussel, m'a offert l'occasion de suivre les effets du traitement anti-phlogistique, et plusieurs autopsies cadavériques ont confirmé la réalité des violentes inflammations de la muqueuse digestive auxquelles succombent sans exception les cholériques.

Tous ces faits et les mauvais résultats des stimulans ne permettent plus aucune hésitation dans le choix du traitement. Que la mortalité ne décourage pas les praticiens, qu'ils soient bien persuadés qu'aucune méthode ne peut égaler celle que je préfère ; il ne s'agit que de l'appliquer à temps. En effet, que peut-on espérer des secours de l'art, lorsqu'on appelle le médecin près d'un malade déjà froid, sans pouls et cyanosé ; il n'est plus que le témoin d'une agonie. Là où la nature ne peut rien, l'art est nécessairement impuissant. Il y a cependant des médecins qui, n'ayant pas encore eu l'occasion de soigner un véritable cholérique, prétendent guérir infailliblement le choléra. On peut leur répondre, s'ils sont de bonne foi, qu'ils se trompent sur la nature des maladies qu'ils ont traité.

Trois autopsies de cholériques qui ont succombé à la forme que l'on nomme improprement typhoïde, c'est-à-dire, offrant au plus haut degré les signes de la congestion cérébrale, n'ont présenté aucune lésion ni au cerveau, ni aux méninges; les vaisseaux de ces organes ne contenaient qu'une faible quantité de sang; la gastro-entérite était des plus violentes. Je tire de ces faits et de l'état sain du cerveau chez tous les cholériques, la conclusion que la stupeur ne dépend que du défaut d'oxigénation du sang et de l'influence qu'exerce l'inflammation du système digestif sur le cerveau. Il est donc inutile d'appliquer des sangsues et des révulsifs vers la tête.

Je dois aussi prévenir que le choléra débute souvent d'une manière lente, qu'il marche de même, et conduit cependant le malade au tombeau. Il faut donc appliquer à ces cas comme aux autres un traitement prompt et actif si l'on ne veut pas être trompé dans son espoir.

L'épidémie qui sévit actuellement à Nancy, est remarquable par le peu d'intensité qu'elle offre; elle a été précédée, depuis le 15 juin jusqu'au 22 août, par quelques cas isolés. La nuit du 22 au 23 août a été pour les rues ancienne Gendarmerie et rue des Fabriques une véritable épidémie à son début; mais tous les habitans de ce quartier populeux, qui éprouvaient du malaise ou qui étaient effrayés, ont été saignés, du moins le nombre de ces saignées de précaution a été considérable; une seule des personnes saignées a eu le choléra, il a été grave, mais non mortel. Ce fait est rapporté par le docteur Lemoine fils. L'épidémie a été ainsi arrêtée à son début; la plus grande mortalité qui en ait été le résultat a été de 11 en un jour. On n'a plus vu à Nancy que des cas isolés dans diverses rues de la ville-neuve et presque toujours chez des malheureux mal logés, dont les chambres manquent d'un air pur. En tout, Nancy ne compte encore, aujourd'hui 9 septembre, que 154 malades, dont 70 morts. L'hôpital des cholériques a reçu 24 de ces malades, dont 12 sont morts; les autres ont été traités à domicile ou à S.t-Charles. A Nancy, le bulletin sanitaire ne porte point comme cholériques les malades atteints de cholérines, ou du moins on peut estimer qu'ils n'y figurent qu'en très petit nombre.

Les causes qui ont pu atténuer jusqu'à ce jour les résultats de l'épidémie de Nancy sont d'abord une action probablement moins forte qu'ailleurs de la cause première, ensuite la propreté des rues, surtout de celles habitées par les malheureux, des secours de tous genres, résultat des souscriptions et de la sollicitude de l'Administration, la tranquillité morale des habitans, enfin une innombrable quantité de saignées : plusieurs médecins comptent celles qu'ils ont faites par centaines.

Il me paraît probable que Nancy offrira long-temps encore des cas de choléra, en petit nombre; que l'épidémie y prendra difficilement un caractère grave, et que la terreur n'allant pas jusqu'aux classes fortunées, elles fourniront bien peu de cholériques.

Quant à la marche générale du choléra, je pense que cette maladie s'est développée spontanément dans nos contrées et que pendant bien des années elle y jouera à peu près le rôle de la petite vérole; elle n'épargnera probablement aucun lieu d'une manière absolue; il me semble par conséquent fort inutile de fuir ceux qui sont atteints, il vaut mieux s'y acclimater.

Le pronostic à porter sur le choléra est en rapport avec l'intensité de l'attaque, la promptitude des secours et l'état antérieur du malade.

Celui dont l'atteinte est brusque ou lente, mais qui arrive à des évacuations considérables, avec crampes et anxiété épigastrique à un haut degré, succombe. Plus la stupeur est grande, plus la mort est certaine.

Le cholérique saigné pendant les prodromes guérit presque

sûrement, si antérieurement il était d'une bonne santé. S'il n'est saigné qu'au moment même de l'attaque, les chances de guérison sont moindres. S'il a été saigné de précaution, étant en bonne santé, et que la saignée ne date pas de plus d'un mois, sa guérison est presque infaillible.

Si la saignée ne coule qu'en pressant sur la veine, la mort est à peu près certaine.

Si le cholérique atteint à un haut degré prend à l'intérieur des stimulans, de l'ipécacuanha, etc., et que ces substances ne soient pas promptement vomies, elles le conduisent infailliblement à sa perte.

Les maladies antérieures n'établissent point une prédisposition, mais on doit être en garde sur le pronostic lorsque ceux qui les portent deviennent cholériques, quand bien même l'atteinte paraîtrait peu grave; la saignée dans ce cas ne jouit pas d'une faculté préservative aussi efficace; les rechutes sont mortelles, elles produisent une gastro-entérite avec stupeur.

Le choléra marche vite chez les enfans, il les enlève quoiqu'il soit à peine caractérisé; lorsqu'ils guérissent c'est avec promptitude.

De 12 à 35 ans la mort peut être prompte, mais cet âge est le plus avantageux à la guérison.

Au-dessus de 35 ans les cas sont plus nombreux, la guérison moins facile et plus lente, la maladie plus généralement caractérisée.

Le choléra est d'autant plus grave que le malade est plus mal logé, plus exposé au froid humide, plus mal nourri, plus habitué aux excès de table.

Les fruits, les végétaux ne prédisposent point au choléra, si le cholérique en usait modérément et non d'une manière exclusive, leur influence sur la gravité de sa maladie n'est qu'avantageuse.

ÉPIDÉMIE

DE VELAINE-EN-HAYE.

JUIN — JUILLET 1832.

IL y a déjà un si grand nombre de médecins qui ont pensé devoir payer à la science le tribut de leurs observations sur l'épidémie actuelle, qu'il est presque impossible d'écrire quelque chose de nouveau. Le motif qui me détermine à publier cette notice est l'heureux essai que j'ai fait de la saignée, employée comme moyen préservatif du choléra. La même idée a dû se présenter à d'autres médecins, qui sans doute l'auront mis à exécution; quoiqu'il en soit mes observations ont été faites dans une petite localité où elles étaient faciles à faire; je les livre aux méditations de ces hommes généreux, qui, dans les temps de calamités publiques, se vouent, sans réserve, au soulagement de l'humanité; chacun peut les vérifier. Mes opinions sont du domaine de la critique, je les lui abandonne sans la prétention de les faire prévaloir; tout est grave dans la question qui occupe actuellement le monde médical; le seul but que l'on puisse honorablement se proposer c'est la recherche de la vérité, qui seule peut définitivement fixer le traitement du choléra-morbus.

La commune de Velaine-en-Haye est située à l'ouest de Nancy, à une distance de deux lieues de pays, sur un plateau dont le sol est fangeux; n'étant point abrité des vents froids, environnée de vastes forêts qu'elle domine, en toutes saisons il y fait froid. Les habitations sont presque toutes enfoncées au-dessous du niveau des rues ou des jardins; dans la plupart une terre toujours humide tient lieu de plancher; ces réduits sont obscurs, l'air et la lumière n'y pénètrent que par de trop petites ouvertures, ou seulement par la porte; pour voir les malades il faut allumer la lampe en plein jour; on voit des mares, non seulement dans les écuries, par défaut de pente ménagée pour l'écoulement des urines, mais on en voit aussi dans les chambres, qui sont produites par les eaux ménagères. Jusqu'au moment où l'épidémie a éclatée en France les fumiers encombraient les rues, en hiver ils étaient étalés pour hâter leur décomposition. Les eaux pluviales formaient, avec des immondices de toute sorte, des mares infectes et sans écoulement. L'autorité locale, sous l'influence de l'administration supérieure, a fait assainir la voie publique, mais elle n'a rien obtenu pour l'intérieur des habitations. A ces causes, déjà si favorables au développement d'une épidémie, il faut joindre la misère et l'insouciance d'un grand nombre d'habitans. Ces êtres, à demi-civilisés, sont incapables de profiter des leçons de l'expérience, car à côté d'eux vivent, dans une honnête aisance, quelques personnes riches de leurs travaux ou de leur avoir; celles-ci, sainement logées, sobres, propres et soucieuses de leur santé, ont été préservées ou faiblement atteintes. Ces exemples prouvent jusqu'à l'évidence combien il est facile de se mettre à l'abri de l'influence de l'épidémie qui ravage nos contrées. Nulle part le choléra-morbus n'a sévi avec autant d'intensité qu'à Velaine, et cependant il n'a point été difficile de s'en garantir. Que les ames timorées se rassurent; elles peuvent, moyennant quelques précautions hygiéniques, se soustraire à la maladie la plus redoutable, et je n'excepte pas les personnes d'une mauvaise santé, car le choléra-morbus n'a aucun rapport avec les autres maladies ; il est vrai qu'une fois atteintes elles offrent moins de résistance vitale, mais plus soumises aux règles de l'hygiène elles sont plus à l'abri.

Au nombre des circonstances qui ont rendu la mortalité effrayante, on compte la profession de bûcheron ; en été, jour et nuit, les bûcherons habitent les bois ; on les rapportaient presque morts dans leurs habitations, ils succombaient avant qu'il eût été possible de leur porter aucun secours, ils étaient d'ailleurs mortellement atteints ou plutôt foudroyés.

Les deux extrêmes de la vie ont aussi favorisé la mortalité, les vieillards, à cause de leur faiblesse ; les enfans plutôt encore à cause de l'indifférence de leurs parens ; il n'est que trop vrai que plusieurs ne demandaient pas mieux de les perdre. En général ils en ont fait fort peu de cas et les ont à peine soignés, souvent pas dutout. De tels faits expliquent pourquoi cette épidémie a été si meurtrière.

Parmi les adultes, atteints du choléra, plus de moitié ont dû leur maladie à la terreur : des maisons sont désertes ; des familles ont entièrement ou presqu'entièrement succombé par le fait de la frayeur qu'inspire cette maladie. Il a fallu fermer l'église, supprimer les convois funèbres, chaque enterrement produisait de nouvelles victimes. Les femmes surtout se communiquaient leurs frayeurs, et beaucoup de malades m'ont avoué n'avoir été atteints qu'à cause des récits qu'on leur avait faits. Cette influence a été si manifeste que beaucoup d'habitans se sont tenus à l'écart, ignorant ce qui se passait ; ce moyen s'est montré un excellent préservatif.

Le défaut d'une nourriture suffisamment réparatrice a dû avoir aussi une influence sur l'épidémie : heureusement des secours de tout genre ont été accordés aux indigens par M. le préfet du département ; des bouillons de bœuf ont surtout hâté les convalescences et soutenu les malades. Un dépôt de médicamens a été établi chez M. Louis, maître d'école, qui a bien voulu se dévouer aux soins à donner aux malades. Constamment sur pied, il a gagné, par les succès qu'il a obtenus, la confiance des habitans; il a raffermi leur moral, il a puissamment contribué à la disparition de l'épidémie. Malheureusement je n'avais pu assez tôt organiser ce genre de secours; il fallait qu'un être intelligent et au-dessus de toute crainte se dévoua, qu'il apprit à saigner et à appliquer avec discernement un traitement que l'expérience pouvait seule définitivement fixer et approprier à la localité.

DÉBUT ET MARCHE DE L'ÉPIDÉMIE.

Le 20 mai, un enfant, âgé de six ans, fut atteint de refroidissement subit, avec crampes, dévoiement et vomissemens de fluide semblable à du petit lait non clarifié; ces symptômes persistèrent pendant environ trois semaines; cet enfant ne succomba pas. Le 28 du même mois, Anne Contal, âgée de 35 ans, fut violemment atteinte; le 29, sa mère, veuve Rouvelin, âgée de 71 ans, ayant le flux, déjeûne comme à son ordinaire, se met à son tour sur lequel elle tombe en jetant un cri arraché par une crampe qu'elle ressent aux mollets. Le 30, vers deux heures du matin, la fille de Anne Contal, qui avait le flux, sortit en chemise, fut saisie par le froid, s'approcha du feu où bientôt de violentes crampes la saisirent, elle appela son père, et ce furent ses derniers mots; elle succomba dans un état de congestion cérébrale, vingt heures après l'invasion; sa grand-mère était déjà morte, également après vingt heures de maladie; Anne Contal, sa mère, résista plus long-temps, elle ne mourut que vers la quarante-huitième heure.

Ainsi débutait l'épidémie tandis qu'une multitude de femmes et d'enfans étaient atteints, les premières de fièvres intermittentes ou rémittentes, les seconds de flux seulement. Chez tous ces malades la langue était plate et pâle, malgré la soif et la violence de la réaction; plusieurs avaient des crampes, des vomissemens ou le flux, tous des fourmillemens dans les membres et des sueurs considérables. Je désignai cette fièvre sous le nom de fièvre intermittente cholérique; elle céda toujours à la saignée, aux sangsues et aux adoucissans; très rarement j'eus recours au sulfate de quinine.

Deux jours après la mort des trois premiers cholériques, François Laurent, bûcheron, fut ramené chez lui dans un état désespéré; j'essayai sur ce malade la saignée pour la première fois, le sang ne coula pas, la mort arriva à la vingtième heure. Les jours suivans seize cholériques furent enlevés en trois, cinq, douze et vingt heures; plusieurs sans aucun secours, la mort ayant été trop prompte. Pendant ce temps les affections cholériques légères se multipliaient; la plupart des habitans avaient la face rouge terne, l'air inquiet, ils se plaignaient de sueurs nocturnes, d'éblouissemens avec pesanteur de tête et d'une extrême fatigue, avec sentiment de brisement aux membres abdominaux, l'estomac remplissait mal ses fonctions, l'épigastre était sensible.

Tous ces phénomènes étaient évidemment cholériques; je les ai moi-même éprouvés pendant plus d'un mois, ils n'ont cédé qu'à la saignée.

Deux autopsies, auxquelles avaient assistés mes confrères Lemoine, Cuny, Chatelain et Roussel, médecins à Nancy, avaient démontré, jusqu'à l'évidence, la nature inflammatoire de l'épidémie de Velaine. Je dus dès-lors recourir aux évacuations sanguines. Je proposai la saignée à tous ceux qui me consultèrent, je l'offris même aux passans. Envoyé par M. le Préfet, ne recevant d'autres émolumens que l'indemnité accordée par le Gouvernement, je pouvais le faire sans scrupule. Plus de cent cinquante personnes furent saignées par les médecins qui se rendirent dans cette commune; malades ou non, tous ceux qui y consentirent furent saignés.

La saignée, employée à titre de moyen préservatif du choléra, eut malheureusement le vin chaud pour concurrent; aucun régime, aucune précaution n'en secondèrent les effets; malgré ces circonstances elle a préservé de la mort tous ceux qui s'y sont soumis, pendant cinq, six et sept semaines; elle les a préservés presque tous indéfiniment, puisque cinq seulement ont succombé à la fin de l'épidémie, et non sans avoir commis de grandes imprudences.

L'épidémie a à peine atteint vingt jours d'existence que déjà elle compte vingt décès, elle est dans toute la violence de son action, ses victimes sont toutes foudroyées; d'horribles crampes leur arrachent des cris de douleur, leur corps est froid, mais d'un froid glacial; des évacuations continuelles par les selles et par les vomissemens diminuent en quelques instans la vitalité et produisent un grand amaigrissement, le pouls disparaît, les yeux s'enfoncent, quittent la paupière inférieure, se couvrent d'une ecchymose transversale; une teinte bleuâtre, les rides de la peau, la perte de sa contractilité, l'hébétement des malades, leur indifférence absolue, la persuasion d'une mort prochaine, une grande anxiété épigastrique, annoncent chez tous les derniers instans d'une vie à laquelle le cholérique ne tient plus, quels que soient les liens qui l'y attachent; en quelques instans ses affections ont été détruites, il est étranger à tout ce qui l'environne, parens, amis, tout lui est indifférent, même sa personne; il voit à peine, il est dit-il ébloui, sa voix est cassée, plutôt soufflée que parlée; ses réponses sont justes, mais il faut pour les obtenir fixer son attention, et il ne les fait qu'avec indifférence et comme malgré lui. Cet état de stupeur, qui est évidemment le produit de la congestion cérébrale, est encore plus grand chez les enfans ; plusieurs ne voyent plus, ne parlent pas, serrent convulsivement les dents et renversent les yeux. Le froid chez eux est souvent moins glacial, la teinte bleue n'existe pas toujours ; cependant j'en ai vu deux entièrement bleuâtres, ce phénomène est rare. Les mains, chez tous les cholériques de cette première période, étaient glacées, ridées, les doigts crochus, bleuâtres, souvent les ongles d'un bleu foncé ; elles ressemblaient aux extrémités d'un cadavre en putréfaction, la peau conservant le pli qu'on y formait.

Ce hideux tableau, d'un cholérique atteint au plus haut degré, ne présente-t-il pas une véritable cadavérisation ? comment se figurer que la vie soit encore compatible avec cet état ? le fait est cependant certain. A Velaine les vingt premiers cholériques sont morts, mais sans secours ou sans soins convenables. Après les vingt jours qui marquent cette première période, peut-être la seule bien redoutable, le traitement a compté des succès ; jusque-là il n'en avait eu que comme moyen préservatif, aucun des individus saignés n'avaient été atteints, tous ceux qui prenaient des précautions convenables étaient préservés.

Le premier succès fut sur la personne du nommé Poirot fils, antérieurement atteint d'une gastrite chronique, d'une fort mauvaise constitution, son père fut rapporté des bois presque mort. Sa mère, effrayée, fut atteinte, et ne vécut, ainsi que son mari, que quelques heures. Ce jeune homme, s'habillant pour se sauver, fut subitement atteint de crampes, de vomissemens et de dévoiement blanc, la cyanose, le froid, les rides de la peau commençaient au moment où je le vis, il était encore temps d'agir. Je le saignai près du cadavre de sa mère, le sang ne coula d'abord qu'en pressant sur la veine ouverte, puis enfin, après une demi-heure d'attente, il ruissela avec impétuosité : ce malade fut sauvé, mais s convalescence fut assez longue; il ne dût définitivement son salut qu'aux secours accordés par l'administration. Cinq cholériques ont succombé dans la maison qu'il habitait; resté seul des habitans de cette maison, il fut recueilli par son beau-frère, Jean Marchal, qui, plus tard, fut atteint lui-même; je le trouvai tombé la face contre terre sur la route de Velaine; après l'avoir retourné, j'ouvris une veine, le sang ne coula d'abord que très-difficilement; mais lui ayant frappé presque tout le corps avec des orties, la circulation se ranima, une éruption considérable, avec sueur générale, survint. Ce malade perdit connaissance parce qu'il sortait de manger; il fut transporté chez lui dans cet état; le troisième jour il était guéri. Vers la fin de cette première période, la femme Vidart, âgée de 21 ans, enceinte d'environ huit mois, fut frappée de terreur à la vue de sa sœur et de ses deux enfans atteints du choléra; elle prit son repas du soir, et peu d'instans après, elle fut violemment saisie par le choléra, auquel elle succomba en trois heures. Dans le même temps la famille Cayotte, composée de quatre enfans, du père et de la mère, perdit cinq personnes, le père resta seul.

La seconde période de cette épidémie fut marquée par la disparition des fièvres intermittentes; un plus grand nombre de personnes furent atteintes du choléra, mais toutes ne succombèrent pas; il y en eut aussi qui n'eurent que des atteintes qu'il fut facile de guérir, et dont la convalescence fut prompte; de ce nombre furent quelques personnes qui avaient été saignées au début de l'épidémie. Les effets salutaires de ce moyen préservatif furent dans ces cas d'une grande évidence: dans les mêmes familles je vis succomber les cholériques qui n'avaient point été saignés, et se guérir ceux qui l'avaient été. A la poste, quatre personnes furent atteintes et guéries en huit jours au plus, quoique le début eût été alarmant: mais j'avais saigné par précaution ces quatre personnes, ainsi que toutes celles qui composent cet établissement, au nombre de vingt-cinq; des moyens hygiéniques, appropriés aux circonstances, y étaient observés. Une nourriture convenable, l'eau de riz, le petit lait, la tisane de chiendent et de réglisse, étaient à la disposition de chacun, selon son goût; un dépôt de sangsues, de médicamens, une instruction relative aux secours nécessaires en cas d'invasion, étaient entre les mains de M Gérard, officier du génie, l'un des chefs de l'établissement, qui, à l'aide de ces moyens et de sa grande activité, soigna lui-même ses malades cholériques et autres avec tout le succès possible.

On demande ce que peut l'art de guérir contre une maladie aussi redoutable? l'exposé que je viens de faire répond assez à cette question : au lieu de recourir à l'usage d'une nourriture exclusive, aux chlorures et aux autres prétendus préservatifs, qu'on fasse ce qui vient d'être dit, et surtout qu'on se garantisse du froid humide, et qu'on se fasse saigner à la moindre indisposition, on évitera, sinon toujours le choléra, du moins la mort. Je dis qu'on n'évitera pas toujours le choléra, parceque quelquefois il est tellement imminent qu'il se déclare pendant ou après la saignée, mais alors il est peu grave.

Pendant la seconde période de l'épidémie de Velaine, la mortalité fut grande, beaucoup d'enfans et plusieurs femmes succombèrent. Tous les cholériques avaient d'abord le flux; au lieu de réclamer des secours ils continuaient leurs travaux et mangeaient comme à l'ordinaire; ensuite atteints, il fallait souvent les prier de se laisser soigner. Il fut curieux de voir, pendant cette période, des malades ressemblant à des cadavres se promener dans leurs chambres. Un moment alors Velaine put se croire affranchi, lorsqu'une recrudescence se manifesta : des familles entières disparurent, mais ce ne fut plus dans les mêmes quartiers, et la terreur joua le principal rôle. A côté de ces désastres se trouvaient des cas peu graves, beaucoup de cholériques secourus à l'instant même par le maître d'école, furent sauvés. J'avais pu à cet époque organiser un service de santé, le traitement était mieux observé. Beaucoup de flux, précurseurs du choléra, furent arrêtés; l'épidémie cessa ses ravages sur la fin de juillet.

C'est seulement pendant cette troisième période que cinq des personnes qui avaient été saignées vers les premiers temps de l'épidémie succombèrent; je ne doute pas qu'il eût été possible de les sauver, mais l'une se refusa à toute espèce de soins, les autres commirent de grandes imprudences et réclamèrent du secours beaucoup trop tard; enfin il ne serait pas raisonnable de penser que la saignée peut préserver d'une manière infaillible, sans le secours des précautions ordinaires; il faut aussi ne la considérer comme préservatif qu'autant qu'elle aura été copieuse, et dans ce cas même il sera prudent d'y avoir recours une seconde fois, un mois après la première, si l'épidémie dure encore. Je ne puis croire qu'une personne qui aura été saignée, non pour cause de maladie, car les maladies échauffent le sang, mais de précaution, qui se sera rafraîchie par quelques boissons douces, telles que les limonades, qui sera sobre, évitera l'influence d'un air froid et humide, puisse être atteinte du choléra, à moins qu'une puissante cause morale ne le fasse développer. Si cela arrivait, et que le malade ne fût pas secouru trop tard, il échapperait certainement à la mort. Ma conviction est telle, que je considère cette maladie comme une des plus faciles à éviter.

Un fait fut remarquable pendant la période de décroissement de cette épidémie, ce fut la facilité avec laquelle on réchauffa toujours les malades; il suffisait de remettre leurs bras dans le lit pour faire disparaître le froid des mains; quant au corps, il avait évidemment besoin d'être rafraîchi vers la poitrine; la chaleur des couvertures rendait l'anxiété plus grande, les malades ne les supportaient que quand ils entraient en convalescence; ceux qui mouraient succombaient la poitrine découverte et cependant chaude. Cette troisième période avait lieu en juillet; or dans ce mois les corps inertes ont eux-mêmes une température qui s'approche de celle de l'atmosphère, il ne pouvait plus être question de réchauffer, de faire suer les malades, la chaleur les incommodait beaucoup. On a d'ailleurs, en toute saison, fait plus de mal que de bien en réchauffant trop les cholériques.

La commune de Velaine-en-Haye compte quatre cent dix habitans, en comprenant les habitations qui sont sur la route. Ces habitations, quoique placées dans un lieu très froid, sont bien construites; les personnes qu'elles contiennent, au nombre d'environ quarante, vivent dans l'aisance et la propreté, une seule famille exceptée; cette famille est la seule où il y ait eu un décès, sur la personne de Pierre Germain, âgé de 66 ans, ayant le flux depuis long-temps, étant constamment dans les bois et n'ayant pas été saigné. A la poste, où, comme je l'ai dit, tout le monde a été saigné, il y a eu plusieurs malades, cinq cas seulement de choléra, occasionnés principalement par les courses de nuit et par des imprudences; j'ai dit comment ces cholériques ont promptement guéri.

En tout, Velaine a eu cent vingt-huit personnes atteintes du choléra; non pas de cholérines, ou d'autres affections cholériques, car presque tous les habitans ont été indisposés. Il y a eu soixante-deux décès, dont vingt-sept femmes ou filles, trente-cinq hommes ou garçons. Relativement aux âges, il est remarquable que les deux extrêmités de la vie ont fourni plus de décès, sans doute parcequ'elles offrent le moins de résistance vitale. De 13 mois à 15 ans il y a eu vingt décèst de dont quatre seulemen, 10 à 15 ans. De 16 à 30 ans il y en a eu six; cette période de la vie a offert très peu de cholériques. De 31 ans à 45 il y a eu onze décès; la plus grande partie des cholériques guéris appartiennent à ce temps de la vie, c'est celui qui a fourni le plus de malades. De 46 ans à 80 il y a eu vingt-six décès, dont dix sont de 60 à 80; un seul vieillard, âgé de 85 ans, n'a pas succombé. Relativement à l'état de santé antérieur à l'invasion de l'épidémie, je n'ai pas remarqué que les personnes malades aient été atteintes en plus grand nombre, proportion gardée, que celles en bonne santé. Des soixante-deux morts je n'en ai vu que vingt-cinq, les autres étant morts trop promptement; de ces vingt-cinq, plus de moitié ont succombé quelques heures après mon arrivée; les autres étaient atteints trop violemment pour qu'on puisse espérer les guérir, ou ils se sont refusés, eux ou leurs parens, à toute espèce de traitement. Par exemple, la femme Hachet a vécu environ vingt jours ne prenant que de l'eau froide qu'elle vomissait, elle n'a souffert l'emploi d'aucun moyen de traitement; deux autres femmes ont succombé avec la même obstination.

Enfin, parmi les morts il y en a, mais un nombre bien petit, qui ont succombé malgré des secours convenables.

Les guérisons sont au nombre de soixante-six; parmi ces cas quarante-un ont été très graves, les vingt-cinq autres ont été sans apparence de danger, ou soignés trop promptement pour que ce résultat ait été à craindre.

SYMPTÔMES CARACTÉRISTIQUES DE L'ÉPIDÉMIE.

Là où ne sévit pas encore l'épidémie, on voit paraître de temps en temps quelques cas isolés de choléra, plus ou moins intenses; ces cas sont reconnus par les médecins qui les observent; d'autres en nient l'existence : les personnes étrangères à l'art se demandent si réellement il y a eu des cas de choléra.

Il y a des deux côtés de l'exagération ; les uns appellent choléra des affections cholériques plus ou moins graves ; les autres prononcent sans avoir été à même de juger. Les bulletins sanitaires du département de la Meurthe sont tous en l'honneur de la médecine ; on y compte plus des deux tiers de guérisons sur le chiffre total. Il faudrait n'avoir jamais observé, et n'avoir lu aucune des relations publiées pour admettre la possibilité d'un aussi beau résultat ; ce n'est qu'en comptant comme atteints du choléra tous les individus malades sous l'influence de l'épidémie qu'on a pu l'obtenir. Partout où le choléra sévira avec force, on perdra de la moitié aux deux tiers des cholériques, quel que soit le traitement.

Voyons comment se présente une épidémie ; voyons ce que c'est que le choléra.

L'influence épidémique consistait à Velaine dans un sentiment de fatigue avec douleur aux jambes, la tête assez lourde, les yeux éblouis, la face congestionnée ; on voyait à presque tout le monde une figure d'un rouge terne, plus foncé vers les parties hautes ; l'estomac était souvent sensible, surtout après avoir mangé ; le pouls dans un état ordinaire ; souvent des crampes ou des fourmillemens aux membres, quelquefois des sueurs nocturnes sans fièvre ; le sang retiré par la saignée était très noir et fort épais ; tous ces symptômes disparaissaient sous l'influence d'une forte saignée, ou à l'aide de quinze ou vingt sangsues à l'épigastre.

Un grand nombre de personnes furent atteintes de fièvres intermittentes ou rémittentes, dont l'invasion avait lieu par un très petit sentiment de froid sans tremblement ; la sueur arrivait presque aussitôt, des fourmillemens se faisaient sentir aux membres, il y avait flux ou constipation; quelquefois des crampes et des vomissemens. La langue était dans un état naturel sans aucune rougeur, la soif modérée ou nulle, l'épigastre toujours sensible au toucher, le ventre souple. Cet état fébrile, qui me semble mériter le nom de fièvre intermittente cholérique, se terminait toujours bien; une saignée ou des sangsues à l'épigastre, des boisssons douces suffisent presque toujours; rarement le sulfate de quinine fut employé, et je pense qu'il faut alors s'en abstenir le plus possible, parcequ'il rend la convalescence longue et qu'il prédispose au choléra : j'ai quelques raisons de penser ainsi. Voilà les prétendus cas de choléra qui grossissent avantageusement nos bulletins sanitaires.

Chez quelques malades l'influence épidémique ne s'exerce que sur les intestins, le flux en est le résultat, quelquefois ce flux est blanc, lactescent; il est plus spécialement alors le prélude du choléra; il ne faut plus qu'un refroidissement, une indigestion, ou une affection morale pour le faire éclater.

Les symptômes du choléra ont été à Velaine : d'abord, presque toujours le flux, il est vrai que quelquefois il n'a précédé l'invasion que d'une demi-heure; les matières contenues sortent d'abord, puis un fluide clair, ordinairement lactescent est expulsé en grande quantité et très fréquemment; les crampes et les vomissemens surviennent ensuite. Aussitôt paraît une grande gêne vers l'estomac, la respiration et les mouvemens du malade, qui se soulève, retombe comme une masse inerte, jette indifféremment ses bras à telle ou telle place, en les abandonnant à leur propre poids, son état de stupeur, son indifférence, les cris déchirans que lui arrachent des crampes aux membres, à l'estomac et au dos, forment un ensemble bien pénible à contempler. Tant que le malade a de la force, ses mouvemens sont brusques et spontanés;

lorsqu'il veut vomir, on dirait qu'il va se précipiter hors du lit; il le fait avec la promptitude de l'éclair, lorsqu'il est saisi par le besoin d'une évacuation alvine, souvent alors il tombe comme une masse et se blesse à la tête. La température du cholérique varie selon celle de l'atmosphère; il est froid de tout le corps ou seulement des extrémités; les mains, la figure et la langue sont seulement fraîches ou font éprouver au toucher le sentiment d'un froid glacial; si le tronc est froid il se réchauffe assez vite; la teinte de la peau des mains et de la figure est plus ou moins altérée d'une couleur rouge cuivré ou d'un bleu terne, ombré; bien rarement le corps a une teinte généralement bleue, cette couleur se voit aux doigts, sous les yeux et quelquefois sous le nez; en quelques instans la peau se ride aux mains, se grippe à la figure, elle conserve le pli qu'on y forme, ce signe est un des plus constans. Les yeux deviennent promptement ternes, la perte qu'ils éprouvent de leurs humeurs les plus fluides éblouit les malades et appetissent ces organes au point qu'ils s'enfoncent dans les orbites, quittent la paupière inférieure, qui reste tendue comme un segment de cercle, une ecchymose transversale, qui n'occupe que la moitié inférieure du globe, paraît quelques instans avant la mort.

Le ventre n'est pas météorisé, en le palpant on éprouve le sentiment d'un corps mou et plein, quelquefois on sent le fluide s'agiter dans un anse intestinale qui se contracte sous la main; l'épigastre est presque toujours sensible au toucher, très souvent la douleur est extrême, la langue est plate, ordinairement humide, sans rougeur, et pourtant la soif est des plus vive, les malades crient à chaque instant *à boire*, ils demandent de l'eau froide ou de la glace; le pouls a disparu aux extrémités, dans les cas très graves, s'il existe on le sent à peine; plus marqué, il semble que le sang ne remplit pas l'artère, il coule lentement et mollement. La voix est très altérée, elle annonce l'épuisement comme quand on a long-temps crié, quelquefois elle est soufflée.

L'état moral est obtus, les réponses sont assez justes, les questions sont incommodes aux cholériques, leur position ne les inquiétant pas, ils ne réclament pas de secours, du moins dans les cas graves; ils sont presque moralement morts. Le corps ne se remue que sous l'influence du besoin, ou d'une douleur, il en est de même du moral il ne s'émeut que sous la même influence. Le cholérique en danger est bien souvent persuadé de sa mort très prochaine, mais il en parle sans émotion.

La respiration est libre, il n'y a réellement pas de gêne du côté des poumons, seulement elle est d'autant plus faible que la maladie est plus grave, alors quelquefois, l'air expiré est froid. Lorsque l'anxiété épigastrique est grande, les mouvemens de la respiration sont bornés : la gêne de l'épigastre correspond à un pareil état de la face portérieure du thorax; la base de la poitrine est comme serrée entre deux points douloureux, les urines sont supprimées.

Il ne faut pas croire que l'ensemble de ces symptômes existe dans tous les cas de choléra, cette maladie a ses degrés comme toute autre, et c'est à cette circonstance qu'il faut rapporter l'indécision des médecins lorsqu'il s'agit de reconnaître ou non l'existence de quelques cas de choléra peu manifestes.

Le choléra lui-même, à un dégré assez élevé, est une des maladies les plus faciles à reconnaître; il ne faut pas être médecin pour cela.

Mais pour caractériser des nuances inférieures il faut admettre un ordre d'affections cholériques; ces affections ont un cachet spécial qui les distingue des autres maladies, lors même qu'elles les compliquent.

Si l'on analyse les symptômes qui caractérisent l'influence épidémique et ceux qui sont propres au choléra lui-même, on reconnaît pour les premiers, le résultat d'un commencement de congestion aux viscères : la fatigue des jambes, les crampes, les fourmillemens, la sensibilité de l'estomac, la pesanteur de la tête, les éblouissemens, le facies annoncent bien que l'influence épidémique s'exerce spécialement sur le cerveau. La saignée fait disparaître tout ce mal-être, le sang est très noir et épais.

Sa soustraction n'affaiblit pas; au contraire, elle rend libre l'usage des forces; on est allégé, on sent mieux que l'on existe. Le sang est donc pour quelque chose dans la production de ce phénomène? partisan ou non de la saignée il faut bien qu'on le reconnaisse; il pèche, ou parcequ'il est en trop, ou parcequ'il est altéré; pour moi je pense qu'il est devenu trop excitant, trop substantiel, qu'il a besoin d'être en partie renouvelé pour être rafraîchi, pour rentrer en rapport avec la sensibilité des organes; ce n'est là sans doute qu'une hypothèse, mais elle est vraisemblable, et c'est sur elle que repose l'usage que j'ai fait de la saignée que je propose comme moyen préservatif.

Quant aux symptômes du choléra lui-même, qui caractérisent l'influence épidémique, dans ses degrés les plus élevés, ils sont encore de même nature; ils démontrent tous un état de congestion aux viscères, avec production d'un mode spécial de sensibilité, car ce n'est là ni la congestion active, prélude de l'état inflammatoire, que nous connaissons, ni la stase pure et simple du sang. Cet état de congestion a quelque chose de spécial, il est sans analogue; la sensibilité qu'il développe est aussi un acheminement vers une phlegmasie qui a sa spécialité, il faut la désigner sous le nom de phlegmasie cholérique; elle aura un jour une place dans les cadres nosologiques.

L'inflammation dont elle se rapproche le plus est celle des typhus. Dans le choléra comme dans le typhus la muqueuse gastro-instestinale se désorganise presque sans qu'on s'en doute. Mais dans le typhus il y a réaction fébrile; ici au contraire le pouls ou n'existe pas, ou est lent; s'il vient à se développer, s'il prend le caractère fébrile, cet état n'est plus le choléra, il le complique, ou plutôt lui succède. La véritable phlegmasie cholérique est sans fièvre, et voilà pourquoi bien des médecins nient la nature inflammatoire du choléra et donnent des stimulans, qui, comme dans le typhus, sont assez facilement tolérés, mais rendent souvent la convalescence périlleuse et peuvent détruire à jamais la santé des malades : on rencontre souvent des personnes qui souffrent de l'estomac ou des intestins depuis, disent-elles, la forte maladie qu'elles ont faite; c'est bien rarement la maladie qui en est cause, ce sont plutôt les médicamens dont on a fait usage en croyant la guérir, ou l'abus que ces personnes ont fait des alimens pendant leur convalescence.

Les partisans des méthodes stimulantes à l'intérieur ont à l'appui de leur opinion quelques autopsies cadavériques, qui, dans des cas de mort très prompte, n'ont point présenté de traces de phlegmasie visible pour eux; les autres médecins, moins difficiles, trouvent, même dans ces cas, des preuves suffisantes du début d'une phlegmasie. Tous reconnaissent l'existence de congestions sanguines, et cette circonstance autorise bien suffisamment l'emploi de la saignée, quand on peut la pratiquer; mais ce qui l'autorise plus spécialement encore et proscrit, ou rend dangereux l'administration des stimulans à l'intérieur, c'est l'état inflammatoire auquel aboutit toujours le choléra lorsque la maladie a eu seulement douze heures de durée. Dans aucune maladie la phlegmasie ne se développe à l'instant même, elle n'est jamais qu'un résultat; une cause inconnue modifie l'économie; de cette modification résulte ce que l'on nomme une phlegmasie. Ainsi cela se passe pour la petite vérole, la rougeole, le typhus etc., de même pour le choléra.

Quelques médecins objectent encore qu'ils ont eu des succès en employant l'ipécacuanha, le vin chaud, le punch, l'ammoniaque, etc.; il est bien vrai que l'inflammation de l'estomac et des intestins dans le choléra n'empêche pas toujours que ces médicamens soient tolérés. Les organes, quoiqu'enflammés, sont dans un état de stupeur, le malade ne perçoit pas toujours le surcroît de souffrances qu'ils déterminent; il est même des cas où ils semblent changer le mode de vitalité existant alors, et peut-être dans ces cas concourent-ils à la guérison. Mais ce résultat est toujours incertain, on ne peut l'espérer sans avoir quelques dangers à redouter. On voit des médecins, qui emploient cette méthode, recourir aux sangsues pour détruire le mal que ces médicamens ont produit. Si leur emploi était nécessaire pour hâter la marche de la période algide, il serait rationel, mais il ne l'est nullement, puisque, par une méthode exempte de danger, on voit les accidens disparaître plus vîte, et les convalescens à l'abri des rechutes.

Voici du reste ce qui induit en erreur relativement à la prétendue efficacité de ces médicamens : Le choléra offre beaucoup de cas curables de leur nature, et quel que soit le traitement, même en abandonnant les malades aux soins hygiéniques, c'est-à-dire en faisant de la médecine expectante : dans ces cas les stimulans nuisent sans empêcher la guérison, et on est naturellement porté à leur attribuer un succès qu'ils ont plutôt balancé que servi; voilà comme trop généralement les réputations s'établissent pour les recettes comme pour ceux qui les donnent.

Le choléra offre aussi beaucoup de cas incurables, quoiqu'on fasse; ceux-ci balancent ou détruisent les réputations; mais on parle plutôt des succès que des revers. J'ai vu les stimulans prodigués dans ces cas sans aucun succès; mais dans les situations désespérées le médecin peut tout tenter.

En quoi consiste donc la puissance de la médecine contre le choléra? Elle consiste principalement à le prévenir par l'observation des règles de l'hygiène, par une ou deux saignées de précaution; par les évacuations de sang on diminue la tendance aux congestions et à l'état inflammatoire, qui sont les principaux élémens, ou les résultats si l'on veut du choléra.

Par la stricte observation des règles de l'hygiène, on empêche l'action des causes déterminantes. Si le flux existe, en le guérissant on prévient le choléra. Enfin si cette maladie se développe, un traitement perturbateur très actif et très promptement employé l'arrête dans sa marche, ou le rend curable, et dans ce dernier cas, ai-je dit, le malade guérit plus ou moins vîte, quoiqu'on fasse.

Pourquoi saigner, dira-t-on, dans les cas curables par les soins ordinaires? On saigne alors parcequ'on prévient par-là les congestions mortelles qui pourraient se former sous l'influence d'une cause quelconque. On saigne pour hâter la guérison, pour prévenir les inflammations que le moindre écart peut produire; enfin l'expérience, d'accord avec la théorie, autorise l'emploi de la saignée. A Velaine, très peu des cholériques morts ont été saignés, tous ceux qui n'ont point été saignés sont morts; les 66 guéris ont tous perdu beaucoup de sang par la saignée et par les sangsues. Si sur ce fait on fixe bien son attention, on pensera que la saignée ne peut nuire, et qu'au contraire elle paraît très utile; cela me semble tellement vrai que je l'emploie, même dans les affections simplement cholériques, parcequ'alors le choléra étant à redouter, elle peut le prévenir ou au moins en assurer la guérison.

On se demande quelle est la cause première du choléra? comment se propage-t-il? nous est-il réellement venu de l'Inde? les russes l'ont-ils apporté par le mouvement de leurs armées? Chacun peut avoir une opinion; pour moi je pense que la cause première de cette maladie ne peut être connue, celles des autres maladies ne le sont pas mieux : mais ce qu'il y a de certain, c'est qu'une influence immense existe; là où le choléra ne sévit pas, cette influence, qui est réellement une constitution épidémique, s'exerce, elle complique les maladies, elle indispose un grand nombre de personnes.

L'influence épidémique est nécessairement une action moindre de la cause première du choléra; les partisans de la contagion diront-ils qu'elle nous a été apportée par les armées russes? cela serait absurde; et cependant si des affections cholériques les plus faibles on remonte progressivement au choléra le plus intense, on est forcé de convenir qu'il ne peut avoir été importé. Je ne pousserai pas plus loin l'examen des questions relatives à la contagion, attendu que les médecins qui ont suivi la marche des épidémies ne peuvent admettre que le choléra soit contagieux.

Cependant il se propage d'une manière quelconque, car il envahit successivement, non pas de proche en proche, mais par saut, diverses contrées; il épargne une ville, un village, un quartier, il sévit sur les voisins. Cette marche se rattache probablement à la nature du sol, qui favorise l'action de la cause première. Cette cause première, qui se fait connaître par l'influence épidémique qu'elle exerce, a besoin d'autres causes pour développer son action sur les personnes qu'elle a prédisposées. Ici commence la véritable puissance de la médecine, puisqu'en évitant les causes du second ordre on évite surement le choléra. Voyons le traitement préservatif.

TRAITEMENT PRÉSERVATIF.

Les personnes qui observent les règles de l'hygiène ont bien peu à craindre les maladies, si surtout elles sont d'une bonne constitution; dans les pensionnats, dans les colléges, on voit peu de malades, de même parmi les médecins etc. ; ainsi pour se préserver du choléra, comme de beaucoup d'autres maladies, il faut être sainement logé, point de courant d'air, pas d'habitations froides et humides. Tout le monde ne pouvant jouir des avantages d'un bon logement on doit dessécher le plus possible les rez-de-chaussée, ne pas les arroser ni en laver les planchers en temps d'épidémie, y faire un peu de feu au besoin : il faut aussi que la lumière et l'air pénètrent librement dans les appartemens, ouvrir souvent les vitres pour changer l'air.

La nourriture doit être substantielle, mais prise avec modération, parmi les substances animales et végétales. Ces prescriptions d'éviter les végétaux frais, les fruits, les crudités ne doivent pas signifier qu'il faut s'en abstenir entièrement ; le prétendu remède serait pis que le mal. Ces substances nourrissent peu, seules elles ne conviennent pas, mais elles rafraîchissent le corps, et sous ce rapport, il ne faut pas manquer d'en prendre avec modération, si on les digère bien et si on n'a pas le flux. Le vin mêlé à l'eau, la bière, sont des boissons qui ne peuvent nuire, si on n'en abuse pas ; il faut être très réservé dans l'emploi de l'eau-de-vie et des liqueurs.

L'exercice est nécessaire, mais il doit être modéré ; on doit éviter l'influence de l'humidité froide, elle est la principale cause déterminante du choléra.

Les passions jouent un grand rôle : l'amour satisfait à l'excès, la terreur, les emportemens, l'inquiétude, le chagrin, etc., doivent être évités autant que possible.

Si on pouvait vivre sans s'écarter de ces règles cela serait suffisant, on pourrait ne recourir à la saignée qu'autant que l'on se sentirait incommodé ; mais il sera prudent, partout où sévira l'épidémie, de se faire saigner, quelque bien portant on soit. Cette saignée, aidée des moyens ci-dessus, suffit généralement, si elle a été copieuse, (de huit onces à une livre). Si l'épidémie est intense et dure long-temps, il est prudent que les personnes très sanguines s'y soumettent une seconde fois, un mois après la première; celles qui redoutent le choléra doivent agir de même, et surtout elles doivent s'abstenir de visiter les cholériques et fuir les conversations relatives à cette maladie. Il serait avantageux que les cholériques ne se fassent pas soigner par leurs parens ou amis. Chacun subissant l'influence épidémique, on doit éviter les causes déterminantes, telle que la terreur, pour se soustraire au choléra.

La saignée est bien préférable aux sangsues pour les adultes, le sang pris dans les gros vaisseaux est plus substantiel que celui des vaisseaux capillaires; on le rafraîchit donc mieux par la saignée des grosses veines. Les enfans ont le sang beaucoup plus aqueux, les sangsues peuvent suffire. On doit leur en poser au moindre dérangement à l'épigastre 2, 4, 6 ou 8, selon l'âge, à 12 ans on peut saigner. Il serait peut-être prudent de les employer de précaution, mais les enfans sont bien moins exposés que les adultes. Lorsqu'ils sont atteints, c'est toujours de la faute des personnes qui les dirigent. Il faut convenir que l'éducation physique de l'enfance est entièrement sacrifiée à la commodité et aux caprices des parens. On veut des petits savants, on ne songe pas à la santé, aussi on n'obtient que des produits chétifs au moral comme au physique, si la nature ne prend le dessus. Dans le bas âge l'exercice en plein air doit être pris du matin au soir, si l'on soustrait quelques heures à cette loi de nature, on doit au moins ne pas les soustraire toutes, surtout en temps d'épidémie.

TRAITEMENT DES AFFECTIONS CHOLÉRIQUES ET DU CHOLÉRA.

La pesanteur de tête, les éblouissemens, la lassitude douloureuse des jambes, les sueurs nocturnes, les fourmillemens, les petites crampes, la sensibilité de l'estomac, réclament une saignée copieuse et l'emploi du traitement préservatif, car ceux qui éprouvent une partie de ces symptômes sont sous l'influence épidémique.

Les fièvres avec sueurs, fourmillemens, crampes, flux, etc. se combattent par les mêmes moyens; elles sont le produit de la même cause. On doit être prudent pour l'emploi des préparations de quinquina, elles échauffent beaucoup, elles disposent au choléra.

Le flux lactescent ou non réclame aussi l'emploi des mêmes moyens, mais l'affection est déjà plus grave, la prédisposition plus forte; il faut s'abstenir d'alimens ou ne prendre que des potages gras au vermicelle ou au pain, un œuf frais, du laitage, etc., point de végétaux frais ni de fruits; se tenir chaudement, ne pas s'exposer à l'humidité. Si le flux est fort, après avoir été saigné, il faut mettre de 12 à 20 sangsues à l'anus, prendre quelques cuillerées de la potion suivante : Laudanum, 25 gouttes; eau, 4 onces, sirop de gomme, une once; eau de fleur d'oranger, un gros. Les infusions de tilleul, l'eau de riz, toutes les boissons douces conviennent. Les lavemens avec 10 gouttes de laudanum ou une tête de pavot peuvent remplacer la potion, s'ils sont gardés.

Les personnes qui arrêtent le flux par ces moyens se préservent du choléra, lors même qu'il était sur le point de paraître, pourvu qu'elles ne reprennent pas trop tôt leurs occupations, ou trop d'alimens.

Le choléra a ses degrés, qui exigent des modifications dans le traitement. Est-il faible? le traitement préservatif peut suffire, ce n'est même que par prudence qu'il faut saigner; du reste, c'est dans les moyens à opposer aux cas graves qu'il faut faire son choix pour combattre ceux qui le sont moins.

Le choléra grave débute toujours par la période algide: les membres, quelquefois tout le corps, se refroidissent, il faut vîte réchauffer, s'opposer, s'il en est encore temps, à ce refroidissement, ne pas laisser sortir les malades du lit pour faire leurs besoins; saigner vîte, car quelques minutes plus tard on ne pourra pas avoir de sang. En attendant le médecin, ou à défaut d'une personne qui sache saigner, il faut appliquer 15, 20 ou 30 sangsues à l'épigastre, il faut encore les appliquer lors-même que la saignée a été faite. On donne la potion ci-dessus, s'il y a vomissement ou flux. Il faut aussi se hâter d'exciter vivement l'extérieur, frapper le corps et les membres avec des orties, appliquer aux jambes des cataplasmes dans lesquels on aura mis un quart environ de moutarde, ne les laisser en place qu'une demi-heure, puis autant de temps aux cuisses; appliquer un vésicatoire, grand comme le fond d'un chapeau d'homme, sur la base de la poitrine. Le lendemain on panse le vésicatoire avec du beurre frais, du sain-doux ou du cérat. Pendant l'emploi de ces moyens on frotte deux ou trois fois le dos et les membres avec le liniment suivant : Essence de térébenthine, 2 onces; ammoniaque, demie once, que l'on remue avant de s'en servir. Ce liniment calme bien vîte les crampes, il agit aussi à la manière des vésicatoires, selon la force de l'ammoniaque. La soif tourmente les malades, ils se trouvent bien de la glace donnée par petits morceaux, à son défaut il faut donner l'eau la plus froide possible, mais seulement par gorgées, afin de ne pas incommoder l'estomac qui ne peut rien digérer. Tous ces moyens ayant été employés d'après l'avis du médecin, ou avant son arrivée, il faut réitérer la saignée ou les applications de sangsues selon le besoin. Si le sang coule abondamment on peut espérer la guérison, s'il ne coule que par la pression de la veine ouverte, la mort est certaine, du moins je le crois d'après ce que j'ai toujours vu. Ce traitement mis à exécution, je pense que la marche de la maladie, quel que soit le résultat, est du domaine de la médecine expectante, à moins que le malade ne soit très-fort; alors le médecin verra s'il peut réitérer l'application des mêmes moyens. On doit cesser le plus tôt possible l'emploi du laudanum, à cause de la propriété qu'a l'opium de produire des congestions cérébrales. Le malade ainsi traité entre assez vîte en convalescence, quelquefois le troisième ou le quatrième jour; on peut alors lui donner du bouillon de bœuf, d'abord par cuillerée, ou du lait s'il l'aime, les boissons douces, même l'eau vineuse dans quelques cas, on met un cinquième de vin dans quatre parties d'eau. Les alimens solides, surtout la viande, ne doivent pas être rendus trop tôt, ils irritent fortement l'estomac, la langue rougit et se sèche, l'épigastre devient très douloureux. Si cela arrive, un cataplasme peut suffire ou quelques sangsues à l'épigastre.

Ce traitement ne laisse aucune affection à sa suite, pas de rechûte, retour prompt des forces, à moins qu'on ne mange trop vîte, encore est-on surpris du peu de danger qu'il en résulte.

On peut, en employant les moyens que je viens d'indiquer, faire avorter le choléra, j'en ai eu plus d'une preuve; mais pour cela il faut qu'il n'ait fait que commencer, ou qu'il ne soit pas très grave.

Lorsque la période algide est fortement établie, qu'il n'y a presque plus de pouls, le sang ne coule pas; plusieurs médecins conseillent l'ipécacuahua, le vin chaud, le punch léger, dans l'intention de ranimer la vie. Je n'emploiérai jamais ces moyens, parce qu'ils laissent presque toujours des traces de leur action sur le système digestif, et parceque les excitans de la peau remplissent les indications qui se présentent sans aucun danger. Si quelqu'un recourait à cette stimulation intérieure, il devrait la suspendre aussitôt que le malade paraîtrait sur-excité, et au besoin saigner ou appliquer des sangsues, comme le font ceux qui préconisent cette méthode.

L'emploi des stimulans à l'intérieur a induit en erreur, il a dénaturé la marche du choléra. On a dit qu'après la période algide arrivait la réaction. Cela ne se passe pas ainsi, si on n'a recours qu'à la méthode naturelle indiquée ci-dessus; le cholérique n'a jamais de fièvre, il se réchauffe lentement, il marche progressivement à la guérison sans phénomènes tumultueux.

Avec de l'intelligence on peut, sans être médecin, appliquer le traitement que je conseille; le maître de poste de la commune de Velaine a soigné lui-même ses cholériques, il n'en a pas perdu un seul. Le maître d'école a aussi obtenu de très beaux succès, malheureusement je n'ai pu l'employer dès le début de l'épidémie.

AUTOPSIE CADAVÉRIQUE.

Les traces les plus constantes du choléra sont: Le grand amaigrissement du corps, des vergétures aux cuisses, aux mollets, la lividité des ongles, quelques fois des doigts; ces organes sont crochus comme du temps de la maladie, ou ils sont fortement contractés, si on les ouvre ils se retirent aussi vîte, comme un ressort qu'on détend; les yeux sont ternes, rentrés dans les orbites, souvent ils offrent l'ecchymose dont j'ai parlé; le ventre n'est pas ballonné, il est plus ou moins développé, selon la quantité de matière contenue dans les intestins; les muscles abdominaux sont contractés peu après la mort. Les membranes du cerveau n'offrent point de traces d'inflammation, ou rarement; le cerveau a ses vaisseaux pleins; cet organe est comme sablé, quelquefois la congestiou y est si forte qu'il y a épanchement de sang, en nappe, à la surface des lobes. Les muscles, quelquefois les os, sont colorés par le sang. Les poumons sont sains, ainsi que le cœur; cet organe contient des concrétions fibrineuses, qui sans doute causent la mort de beaucoup de cholériques. Le sang partout est épais, très noir, ressemblant à de la gelée de groseille trop cuite, il se concrète quelquefois dans les veines ainsi qu'au cœur. La muqueuse qui tapisse les organes de la digestion est toujours le siège d'une congestion sanguine, que j'ai vue tellement forte aux gros intestins, que cette membrane ressemblait à une éponge imbibée de sang. Des traces d'une phlegmasie plus ou moins forte, selon le temps qu'a durée la maladie, sont toujours manifestes pour quiconque observe sans prévention. L'éruption granuleuse de cette membrane est très fréquente, les matières contenues sont, pour la quantité, en raison de la durée de la maladie; dans les cas promptement mortels on trouve beaucoup de matière fluide ressemblant à du petit lait mal clarifié et contenant des flocons blancs; il arrive très souvent que ce fluide est teint par du sang écoulé de la surface muqueuse; des vers en très grand nombre se présentent quelquefois, surtout chez les enfans; cette circonstance, observée partout, semble indiquer que la présence des vers prédispose au choléra, sinon leur présence, au moins l'état pathologique qui les occasionne. La vessie est vide, elle contient, ainsi que les reins, un peu de matière blanche.

Je ne noterai pas les autres altérations que l'on rencontre sur les cadavres des cholériques, elles ne sont ni assez constantes, ni caractéristiques. Les principaux faits sont : L'altération du sang, qui a perdu ses parties les plus fluides ; l'état de congestion aux viscères, surtout aux intestins, à l'estomac et au cerveau ; l'état inflammatoire de la muqueuse gastro-intestinale, toujours suffisante pour produire la mort.

Avec de tels résultats on ne peut compter que sur l'emploi d'une méthode rationnelle. Le traitement empirique par les stimulans à l'intérieur ne peut être que dangereux, et bien rarement utile ; je n'admets son utilité que comme moyen perturbateur au début, et je préfère m'en abstenir.

Le choléra, ou, si l'on veut, les effets de sa cause première, aidé par l'action des causes qui nous sont connues, consiste essentiellement dans un mouvement de concentration aux viscères, tellement violent qu'en quelques instans la plus grande partie des fluides du corps se sont portés sur la surface gastro-intestinale, pour être expulsés par les vomissemens et les selles. Bientôt la vie diminue à l'extérieur, une cadavérisation anticipée s'établit ; l'indication essentielle est donc de rompre ce mouvement de concentration ; on y parvient par les deux méthodes indiquées, ou le malade succombe ; il succombe encore après cet heureux résultat si le mouvement de concentration a détruit la vitalité. L'impossibilité de rompre ce mouvement et l'anéantissement des forces vitales rendent suffisamment compte de l'effrayante mortalité du choléra. Restent encore comme cause de cette mortalité, l'inflammation du système digestif et les concrétions au cœur ; ces concrétions sont sans doute un des derniers résultat du choléra ; mais elles sont mortelles si elles sont fortes.

Avec ces données on doit facilement se décider pour le traitement dont on a à faire choix. Elles prescrivent aussi de s'abstenir des stimulans à l'intérieur le plus vîte possible, si on y a eu recours ; car la phlegmasie est latente, elle s'établit vîte; la stupeur des organes digestifs et du cerveau la masquent, mais elle existe toujours après quelques heures d'invasion.

Je sais bien que des cholériques guérissent malgré l'emploi long-temps continué des stimulans. Comme dans le typhus les surfaces enflammées peuvent paraître peu sensibles à l'impression de ces médicamens, à l'action desquelles elles s'habituent. Peut-être même que certains stimulans agissent ici à la manière de ceux que l'on oppose aux ophtalmies; mais la médecine n'est pas assez avancée pour connaître le médicament qui ne stimulera pas d'une manière désavantageuse; aussi qu'arrive-t-il? comme je l'ai dit, la langue rougit, se sèche; la fièvre survient, parcequ'on établit une inflammation autre que celle du choléra, dont le propre n'est pas de produire de la fièvre. On a alors deux maladies pour une, du temps perdu pour la guérison, que l'on a rendue quelquefois impossible, une convalescence périlleuse et même une santé détruite pour toujours.

En recommandant l'emploi du traitement anti-phlogistique, aidé d'une violente stimulation extérieure, je ne prétends pas que ce traitement doive être secondé par une longue abstinence; tout va vîte dans le choléra ainsi traité; la violence de la maladie, les pertes qu'elle a occasionnées ont épuisé jusqu'aux dernières réserves, les moyens employés n'ont point créé de phlegmasies secondaires; il faut, aussi vîte qu'on le peut, rendre une substance nutritive, celle que je préfère est le bouillon de bœuf, qui est très salutaire au moment de l'entrée en convalescence; on y ajoute bientôt quelques alimens légers.

Actuellement que le choléra-morbus est bien connu, quant aux phénomènes morbides qui le constituent, si on se demande ce qu'il y a de nouveau dans cette maladie; quelles sont ses analogies avec les autres? on trouve, abstraction faite de la cause première, que l'ensemble de ses symptômes est nouveau pour nous; mais qu'il n'en est aucun qui ne se rencontre dans d'autres maladies. Cette circonstance tient à ce qu'une cause première, quelle qu'elle soit, ne peut développer son action sans le secours des causes secondaires et sans être soumise aux lois de l'organisation. Aussi n'a-t-on pu opposer au choléra que des moyens de traitement journellement employés : mille recherches ont été faites; on a voulu des remèdes nouveaux; force a été d'en revenir à ceux que l'on emploie ordinairement.

Au milieu de ce grand mouvement, le professeur du Val-de-Grace est resté fidèle à sa doctrine; il a classé le choléra parmi les gastro-entérites; il a fait faire à la science un grand pas que n'arrêtera point la résistance éphémère de quelques médecins. Dans tous les lieux et sur toutes les personnes qui n'ont reçu de l'influence épidémique que des affections modifiées, les anti-phlogistiques, aidés des révulsifs, ont été employés avec grand succès. J'ai même été assez heureux pour constater que les premiers de ces moyens peuvent préserver du choléra, l'arrêter au moment de l'invasion ou en atténuer les résultats. Ces faits prouvent que M. Broussais ne s'est pas trompé; mais il ne faut pas se faire illusion sur la valeur du traitement dont il a posé les bases, et que nous modifions selon les localités. Pour être complètement efficace, il faut qu'il soit applicable; malheureusement le médecin arrive très souvent trop tard : le sang ne coule plus; la vie a reçu une atteinte mortelle. Ce ne sont pas des cas de ce genre dont on se sert pour se faire une réputation accusatrice des insuccès de ses confrères; car le choléra-morbus, arrivé à son plus haut dégré, est une maladie presque toujours mortelle.

EXAMEN

DES DÉJECTIONS ALVINES

D'UN CHOLÉRIQUE DE VELAINE-EN-HAYE,

Par MM. Braconnot et Simonin, de Nancy.

Nous avons cru, M. Simonin et moi, devoir faire quelques expériences sur les déjections alvines qui ont été rendues, en présence de M. Schacken, par une femme de Velaine atteinte du choléra asiatique.

Cette liqueur aqueuse, à peine colorée, était troublée par un sédiment assez blanchâtre, remarquable, qui n'était ni de l'albumine, ni de la fibrine, mais avait toutes les propriétés physiques et chimiques du mucus des intestins. Ces excrémens étaient presqu'inodores, tandis qu'on a remarqué que ceux des autres cholériques avaient une odeur très caractéristique qui a été comparée à celle de l'iode ou à l'huile infecte mêlée avec les excrémens, dans les gros intestins.

Les déjections aqueuses de la femme de Velaine nous ont offert une autre particularité remarquable : elles offrent une réaction alcaline prononcée, précisément comme le serum du sang; quoiqu'il résulte des observations de M. Hermann, de Moscou, des docteurs Reuss, Damas et plusieurs autres médecins que les excrémens des cholériques sont constamment acides, comme ceux des personnes saines. Nous ne pouvons expliquer cette anomalie apparente, qu'en supposant dans les boissons, dont les cholériques font ordinairement usage, la présence d'un acide libre, dû, soit à la limonade, au vin, au punch, etc, et, à moins qu'on ne prouve que la femme de Velaine a pris, comme médicament, du carbonate de soude et de potasse, nous admettons que les déjections alvines des cholériques sont constamment alcalines, comme le sang. En effet, il résulte aussi des observations de MM. Rowel et Wittftock, de Berlin, que les matières des vomissemens ne sont point non plus acides, comme l'a annoncé M. Hermann, mais évidemment alcalines. Au reste la nature alcaline de ces excrétions donne beaucoup de poids à l'assertion de plusieurs médecins, lesquels, surpris de voir le sang des cholériques si épais, qu'il ne sort pas des veines ouvertes, ont bien été forcés d'admettre qu'il renfermait plus de matières solides et moins d'eau ou de serum que dans l'état normal; et que ce serum plus ou moins modifié, évacué par haut et par bas, entrait auparavant dans la composition du sang; ce qui semble d'ailleurs causer la soif ardente qu'éprouvent les malades.

L'acide nitrique, versé dans les déjections aqueuses de la femme de Velaine, n'y produit aucune coagulation, et le mucus qui les trouble, conserve son état glaireux; seulement il se produit une effervescence due à la décomposition du carbonate de soude et de potasse, et il se manifeste en même temps une légère coloration rose qui ne peut être attribuée qu'à de légers indices de la présence de la bile. L'alcool n'augmente point non plus le trouble de ces excrémens; seulement il se charge d'une matière animalisée analogue à l'osmazôme, et le mucus s'en sépare entièrement. Les mêmes déjections évaporées dans un creuset de platine, et le résidu chauffé au rouge ont laissé une cendre blanche, laquelle lavée à l'eau, a laissé pour résidu du phosphate de chaux.

Les eaux de lavage ont fourni, après leur évaporation, une matière saline qui a produit une vive effervescence avec les acides; elle était composée d'une quantité notable de carbonate de soude et de potasse, de chlorure de potassium, de sodium et d'une petite quantité de sulfate de potasse.

Il résulte de cet examen que les excrémens aqueux, dont il s'agit, sont composés :

1.° D'une assez grande quantité de mucus intestinal qui en trouble la transparence ;
2.° D'osmazôme ou d'une matière animale analogue ;
3.° De quelques traces de bile modifiée ;
4.° De carbonate de soude ;
5.° .... de potasse ;
6.° De chlorure de sodium ;
7.° .... de potassium ;
8.° De phosphate de chaux ;
9.° Enfin d'une petite quantité de sulfate de potasse.

ERRATUM.

Page 19, ligne dernière, *au lieu de*
vingt décès, de dont quatre seulement, 10 à 15 ans ; *lisez :*
vingt décès, dont quatre seulement de 10 à 15 ans.

www.ingramcontent.com/pod-product-compliance
Ingram Content Group UK Ltd.
Pitfield, Milton Keynes, MK11 3LW, UK
UKHW021522260726
13993UKWH00004B/1835